RAPPORT

SUR LE

TRAITEMENT DE LA GALE,

ADRESSÉ

AU MINISTRE DE LA GUERRE,

PAR

LE CONSEIL DE SANTÉ DES ARMÉES.

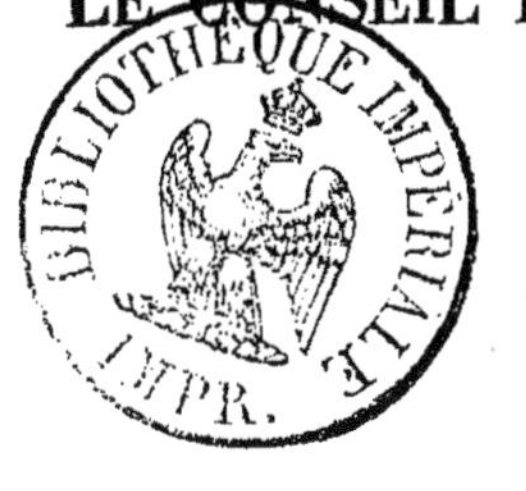

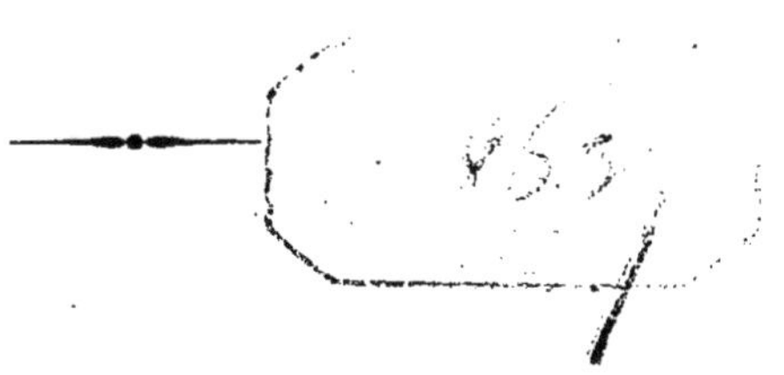

PARIS,

CHEZ J.-B. BAILLIÈRE,

LIBRAIRE DE L'ACADÉMIE NATIONALE DE MÉDECINE,
RUE HAUTEFEUILLE, 19.

A LONDRES, CHEZ H. BAILLIÈRE, 219, REGENT'S-STREET.

A New-York, chez H. BAILLIÈRE, 290, Broadway.

A Madrid, chez C. BAILLY-BAILLIÈRE, calle del Principe, 11.

1852

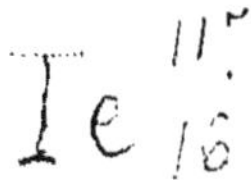

RAPPORT

ADRESSÉ PAR LE CONSEIL DE SANTÉ

AU MINISTRE DE LA GUERRE,

SUR LE

TRAITEMENT DE LA GALE.

I. — EXPOSITION.

MONSIEUR LE MINISTRE,

Un progrès remarquable s'est accompli dans le traitement de la gale, et le moment est venu de l'introduire dans la pratique médicale de l'armée. Les travaux qui ont préparé ce progrès remontent à plusieurs années; des expériences nombreuses en ont définitivement établi la valeur. Le Conseil de santé les a suivis avec attention; mais, fidèle à des habitudes de prudence et de circonspection dont l'intérêt des soldats malades ne lui permet point de se départir, il a dû réserver son initiative jusqu'à la complète démonstration des résultats annoncés. Dès le 4 juillet 1851, à l'occasion d'un rapport trimestriel de M. Radat, chirurgien-major du 8e régiment de lanciers, qui notifiait quelques succès dus au nouveau traitement de la gale, le Conseil fit de cette question l'objet de ses délibérations, et reconnut qu'il y avait opportunité à en hâter la solution. Le lendemain, 5 juillet, il reçut de M. Bollot, chirurgien aide-major au 12e régiment de chasseurs, un autre rapport sur ce que cet officier de santé appelait deux nouvelles méthodes de traitement antipsorique; et, comme il se trouvait alors en congé à Paris, le Conseil s'empressa de l'inviter à lui donner des explications verbales plus détaillées.

Il s'agissait, au fond, de deux procédés d'une seule méthode, différant seulement par la nature de la pommade employée et par quelques circonstances accessoires du mode d'emploi : dans l'un, la pommade préconisée était celle qui est subsidiairement indiquée au premier paragraphe de la page 152 du Formulaire des hôpitaux militaires ; dans l'autre, c'était la pommade antipsorique dont la composition est détaillée à la page précédente du même recueil. Ce qui caractérisait essentiellement les deux procédés, c'est l'identité du mode d'emploi qui les rattache à la méthode qui a prévalu à l'hôpital Saint-Louis.

Par une lettre du 23 juillet 1851, vous avez invité le Conseil à vous faire savoir s'il y avait lieu d'expérimenter les méthodes signalées par M. Bollot, et, dans le cas affirmatif, à vous proposer les mesures nécessaires pour instituer ces expérimentations. La réponse que le Conseil de santé a eu l'honneur de vous adresser, le 11 août suivant, contient un exposé de la question et une appréciation des faits et renseignements qu'il a recueillis directement ; elle se termine ainsi : « En conséquence, le Conseil de santé a l'honneur de vous proposer, Monsieur le Ministre, de prescrire que des expériences aient lieu à l'hôpital militaire du Gros-Caillou, sous le contrôle d'un inspecteur délégué par le Conseil, comme il a été fait, en 1813, à l'hôpital de l'Ourcine, alors hôpital militaire, sous la surveillance de l'illustre Percy. A cet effet, un service temporaire et spécial de galeux de tous les degrés serait ouvert à l'hôpital précité. Pendant une période de trois mois, un certain nombre de régiments recevraient l'ordre d'y envoyer jusqu'à leurs gales simples, avec des renseignements détaillés sur chaque cas individuel. Le traitement, dirigé d'après les instructions de l'inspecteur, serait entouré d'une surveillance minutieuse, et les résultats consignés dans des états statistiques. Les malades guéris resteraient un certain temps à l'hôpital, et seraient ensuite, dans leurs corps respectifs, l'objet d'une observation nouvelle relativement aux rechutes et à la contagion. L'expérimentation terminée, tous les documents qu'elle aurait fournis seraient résumés dans un rapport qui vous serait adressé par le Conseil de santé, et, si les résultats confirment ceux qui ont été obtenus ailleurs, il y aura lieu d'élaborer une instruction pour le traitement de la gale dans l'armée, afin de l'assurer sur des bases uniformes, et de réaliser, d'une manière constante et régulière, les avantages qu'il est permis d'en espérer. »

Par une décision du 10 septembre 1851, vous avez bien voulu approuver ce projet d'expérimentation, et donner des ordres pour qu'il fût mis à exécution à l'hôpital militaire du Gros-Caillou pendant une période de trois mois, du 15 septembre au 15 décembre. Notre regrettable collègue, M. l'inspecteur Pasquier, que le Conseil de santé avait désigné pour suivre et diriger ces essais, a consigné, dans une dépêche écrite en date du 12 septembre 1851, les instructions qu'il a données aux officiers de santé en chef de l'hôpital du Gros-Caillou ; elles ont été exactement observées.

Par suite de ces expériences, le Conseil a reçu successivement : 1° un état statistique des galeux traités du 15 septembre au 15 décembre 1851, indiquant, avec tous les renseignements d'authenticité, les dates d'invasion, d'entrée, de sortie, celles des frictions, le nombre de journées de traitement ; des détails sur le mode de production de la gale, sur l'état des malades à leur entrée et à leur sortie, sur leur traitement, et des remarques sur les particularités présentées par chacun d'eux; 2° un rapport d'ensemble sur les résultats obtenus dans le service spécial et temporaire du Gros-Caillou ; 3° les registres régimentaires établis conformément à votre circulaire du 16 septembre 1851, et dans lesquels les chirurgiens-majors des corps de troupes ont dû noter l'état des galeux guéris à l'hôpital du Gros-Caillou après leur sortie, leurs rechutes, et les contagions probables ou possibles dont ils auraient été cause. Quelques-uns de ces derniers documents ont été envoyés tardivement.

Le Conseil de santé a donc été mis en possession des renseignements nécessaires pour résoudre la question du meilleur traitement de la gale, et il vient aujourd'hui soumettre à votre approbation une série de mesures qui procureront de notables avantages à l'armée, en même temps qu'une économie au Trésor; car les essais tentés à l'hôpital du Gros-Caillou ont pleinement confirmé l'efficacité de la méthode appliquée à l'hôpital Saint-Louis.

II. — ANTÉCÉDENTS.

Avant d'exposer ces résultats, nous remplissons un devoir de justice envers nos prédécesseurs et envers la médecine militaire, en rappelant ici que les procédés de la nouvelle méthode de traitement antipsorique sont presque absolument identiques à ceux qui ont été préconisés d'abord par le chirurgien-major Helmerich, du 125e régiment de ligne, appliqués ensuite avec succès, en 1812, à l'hôpital militaire de Groningue par les officiers de santé en chef Métras et Burdin, expérimentés en 1813 à l'hôpital militaire de l'Ourcine, à Paris, par le chirurgien en chef Genonville, et sanctionnés par le rapport du baron Percy, inspecteur-général du service de santé militaire, que le Ministre de l'administration de la guerre avait chargé de surveiller et d'apprécier ces épreuves (1).

Ce qui fait l'efficacité du traitement actuel de la gale, c'est la généralisation de la friction, et telle était aussi la condition du traitement de M. Helmerich;

---

(1) Rapport présenté à Son Excellence le Ministre-Directeur de l'administration de la guerre, par l'inspecteur-général du service de santé des armées, en mission de trimestre près les hôpitaux militaires de Paris, sur les expériences qui ont eu lieu, par ordre du Ministre, à l'hôpital de l'Ourcine, relativement à un nouveau mode de traitement de la gale, précédemment essayé à celui de Groningue; Paris, Imprimerie impériale, octobre 1813.

voici comment il l'a appliqué sous les yeux de **M.**
Burdin : « La veille du jour où devaient s'administrer
les frictions, les militaires désignés pour le traitement commencèrent par prendre un bain qui avait
pour but de laver la peau et de la préparer à l'action
de la pommade. Pour cet effet, il leur fut distribué du
savon vert avec lequel ils se frottèrent *vigoureusement*,
et pendant *une demi-heure*, toutes les parties du corps.
Chaque militaire se fit aider par ses camarades pour
se nettoyer les reins et les épaules. Le lendemain de
cet acte préparatoire, vers quatre heures du matin,
chaque galeux, tout nu, procéda à la première friction avec une once de pommade ; cette friction se fit
comme celle de la veille avec le savon vert ; *elle eut
lieu pendant une demi-heure sur toute la surface du
corps ;* et, pour l'exécuter d'une manière complète,
les militaires s'entr'aidèrent mutuellement. Après
cette première opération, les galeux allèrent se repo-
ser sur leurs lits ; on leur distribua leurs vivres
ordinaires ; il ne leur fut prescrit aucune tisane ni remède interne, la maladie étant regardée comme une
simple affection de la peau. Six heures après, ils
recommencèrent la même opération, avec une sem-
blable quantité de pommade ; on eut soin de retenir
ces soldats dans l'infirmerie, et, vers quatre heures
du soir, ils firent leur troisième friction. Enfin ils en
prirent une quatrième vers les dix heures, et termi-
nèrent ainsi leur traitement avec quatre onces d'on-
guent pris dans l'espace de dix-huit heures, par friction d'une once exécutée de six en six heures. Le
lendemain matin, ils se nettoyèrent tout le corps avec
du savon vert, et finirent ainsi, comme ils avaient
commencé, par un bain de propreté si énergique, qu'il
pouvait bien encore être regardé comme une friction
supplémentaire (1). » Tous les galeux, ajoute M. Bur-

---

(1) Mémoire de **M.** Burdin sur le traitement de la gale d'après
le procédé de **M.** Helmerich, 1813, à la suite du Rapport du baron
Percy, p. 5.

din, furent traités de la même manière dans l'espace de huit jours, et, quand il les visita au bout de ce temps, en présence de M. Helmerich, il constata que, chez les neuf dixièmes, les boutons étaient flétris et desséchés, les rougeurs éteintes; « enfin la gale, dit M. Burdin, nous sembla parfaitement guérie, comme après un traitement ordinaire de douze à quinze jours. » Dès cette époque, on comprenait la possibilité de guérir la gale en un seul jour. M. Burdin, préoccupé à tort des inconvénients de la suppression trop prompte des gales intenses ou anciennes, déclare que « ces considérations l'ont déterminé à ne pas chercher précisément à guérir la gale *en un jour* (page 10, l. c.). » Enfin, il termine par cette conclusion : « Depuis près de six mois, nous nous servons ici de ce moyen curatif de la gale, et constamment nous avons pu guérir, *en deux jours*, les neuf dixièmes des malades, et, avec quelques jours de plus de traitement, il est peu de gales qui résistent à son emploi. »

Ces faits de guérison rapide s'expliquent très-naturellement : la méthode qui les a procurés est la même qui a permis à M. Bazin de guérir les galeux de l'hôpital Saint-Louis dans un espace de dix-huit à vingt heures, et le traitement qui, entre les mains de M. Hardy, réalise aujourd'hui les mêmes guérisons en deux heures, n'est guère que la méthode d'Helmerich, réduite et simplifiée : la donnée essentielle de ces traitements étant la friction générale, vigoureuse et suffisamment prolongée, comme elle est si bien indiquée dans les citations qui précèdent.

De son côté, le baron Percy constate, dans son rapport, que sur dix-sept militaires soignés d'après la méthode d'Helmerich, à l'hôpital de l'Ourcine, par le chirurgien en chef Genouville, assisté du sous-aide Laroche, dix, atteints de gale simple et récente, ont guéri, en quatre jours, avec deux bains de savon et six frictions de pommade; trois, dont la gale remontait à plusieurs mois et dont le corps n'était

qu'*une croûte de la tête aux pieds*, ont été complètement délivrés en six jours, au moyen de deux bains et
de six à neuf frictions ; les quatre derniers, infectés
depuis six à huit mois, ont pris cinq à six bains et
depuis quinze jusqu'à vingt-quatre frictions dans
l'espace de quatorze à dix-neuf jours. Les derniers
malades ont usé, suivant le langage de MM. Helmerich
et Burdin, d'un second et d'un troisième traitement ;
mais il est probable qu'on ne les a regardés comme
guéris qu'après l'entière disparition de toute éruption, tandis que les progrès de la science permettent
de ne plus tenir compte des restes d'éruption après
la destruction des acares et de leurs œufs, restes non
contagieux, et qui, loin de tendre à une évolution nouvelle, se dissipent presque toujours spontanément.
Les hommes traités à l'Ourcine, sous la surveillance
de Percy, ont été retenus à l'hôpital après leur guérison, et soumis à une observation attentive après
leur rentrée dans les casernes. « Je me suis con-
vaincu, ajoute l'illustre inspecteur-général, qu'aucun
n'était retombé et n'avait été incommodé. » Et ailleurs : « en prenant la moyenne proportionnelle
de la durée diverse des traitements, il s'ensuit que les
galeux, pris collectivement et indistinctement, peuvent être guéris en huit jours ; ce qui fait une très-
grande économie de temps et de journées, et n'avait
pas encore été vu jusqu'à présent. »

En 1820, le Conseil de santé fit insérer dans le
tome 7 des *Mémoires de médecine militaire* (p. 383),
une note destinée à rappeler à l'attention des chirurgiens de l'armée la pratique officiellement recommandée dans l'instruction de 1813.

En 1822, elle fut de nouveau préconisée par
M. Burdin, alors retiré du service militaire.

Et cependant, elle ne paraît point s'être répandue ;
non-seulement elle n'a pas produit tous les effets
qu'elle procure aujourd'hui entre des mains sage-
ment hardies, mais elle avait presque disparu des hôpitaux civils et militaires, quand des études plus ap-

profondies sur l'origine et sur la propagation de la gale, ont ramené à la pratique des frictions générales; la méthode inverse, celle des frictions limitées, qui, bien qu'empiriquement exposée déjà en 1794, date à peu près de la même époque que la méthode d'Helmerich, a généralement prévalu, et c'est cette méthode défectueuse qui domine encore dans la pratique générale.

La prompte désuétude d'une pratique officiellement recommandée s'explique par plusieurs circonstances, parmi lesquelles il faut mentionner l'absence d'une direction supérieure des services médicaux sur place et dans les ressorts des grandes divisions territoriales.

Ensuite, dans son rapport officiel, le baron Percy s'était cru obligé de signaler, à côté de la méthode d'Helmerich, les moyens proposés, vers la même époque, par Jadelot et Dupuytren, et consistant : l'un, dans l'usage de bains préparés avec le sulfate de potasse dissous à raison de quatre onces par cuve ; et l'autre, dans des lotions faites avec une solution de quatre onces du même sulfate dans une livre d'eau additionnée de deux gros d'acide sulfurique. Le choix laissé aux chirurgiens de l'armée entre ces trois sortes de pratiques, a eu pour effet de ne les attacher rigoureusement à aucune d'elles. Les esprits étaient alors, comme avant les essais d'Helmerich, dirigés exclusivement vers la considération de la nature des topiques, et non du mode le plus rationnel de leur application. Cela est si vrai, que, dans la notice sur la méthode de Dupuytren, imprimée à la suite du rapport de Percy, les frictions partielles et de courte durée sont recommandées et indiquées comme suffisantes : « Le liquide étant préparé, l'on y plonge, dit l'instruction (p. 18), la paume des mains pour s'en frotter pendant *quelques minutes la partie du corps couverte de boutons.* » Cela est si vrai, que la pommade d'Helmerich, entre les mains de M. Biett, n'a donné qu'une guérison sur quinze dans l'espace de quatre jours, les quatorze autres ayant exigé dix jours en moyenne.

Mais le principal obstacle à la propagation de la méthode d'Helmerich résidait dans l'erreur même de la théorie qui lui servait de base. Bien que l'existence du sarcopte de la gale ait été signalée dès le xvie siècle, et qu'on ait eu recours, dès le milieu du xviie siècle jusqu'à ces derniers temps, au microscope pour en découvrir l'organisation, on a méconnu ou perdu de vue le rôle qu'il joue dans la production et dans la transmission des affections psoriques; de là les déviations et les tâtonnements de la thérapeutique. Celle-ci ne peut s'appuyer sûrement que sur un ensemble exact de notions pathogéniques, et l'histoire de la gale n'a été complètement élucidée que par de récents travaux que l'Institut a récompensés. Le chirurgien-major Helmerich avait fondé sa méthode sur l'idée que la psore est une maladie de la peau, analogue à la plupart des autres maladies de cette membrane, et que sa guérison exige, comme celle de la syphilis, l'emploi d'une quantité déterminée de matière spécifique. Dans la syphilis, le médicament a une telle activité, qu'il ne peut être administré que graduellement, lentement, avec beaucoup de précaution; dans la gale, le remède, particulièrement le soufre, ne présente pas cette difficulté; il peut, sans inconvénient, être absorbé en quantité élevée dans un temps très-court, de manière qu'en multipliant les points d'absorption, c'est-à-dire en généralisant les frictions sur toute la surface de la peau et en rapprochant l'intervalle des frictions, on peut administrer, dans un délai proportionnellement très-restreint, la dose de médicament jugée nécessaire pour la parfaite neutralisation du principe virulent de la maladie. Tel est le principe qui guidait Helmerich, et, à son exemple, le médecin en chef de Groningue, M. Burdin, qui ne comprenait la possibilité des promptes guérisons de la gale que « *s'il n'y avait aucun inconvénient pour la santé d'un galeux de lui administrer, dans l'espace de dix-huit heures, la quantité de pommade soufrée qu'on emploie ordinairement en douze jours.* » (Mémoire cité, p. 7.)

Cette manière d'expliquer l'efficacité du traitement devait en déterminer l'abandon. En considérant la gale, non comme le résultat d'une irritation produite par un corps étranger, par un insecte parasite, et liée exclusivement à la présence de cet insecte, mais comme une infection de l'organisme, on fit craindre que la disparition trop rapide des symptômes cutanés ne donnât lieu à une répercussion sur les viscères; d'autre part, les boutons, les vésicules, les pustules étant les seules particularités sur lesquelles l'attention fût fixée, leur disparition fut seule aussi regardée comme le signe de la guérison, et, comme le médicament lui-même produisait des éruptions analogues, celles-ci furent prises pour la continuation de la gale; en sorte que cette maladie parut se prolonger bien au-delà du terme indiqué, et, par conséquent, les promesses de prompte guérison parurent trompeuses. Enfin, la généralisation des frictions sur toute la surface du corps ayant uniquement en vue l'extension du champ d'absorption de la pommade, et non la destruction directe, immédiate, de l'insecte producteur de la gale, cette pratique n'était pas rigoureusement suivie; la friction n'était pas exactement générale, et laissait intacts plusieurs points de la surface cutanée où les sarcoptes continuaient pendant quelque temps à vivre, à entretenir la maladie et sa transmissibilité.

III. — État actuel de la question.

Les travaux du docteur Hébra, de Vienne, et surtout ceux que le docteur Bourguignon a poursuivis avec tant de persévérance depuis 1843 jusqu'en 1852 (1), ont fourni la raison théorique de l'efficacité des

(1) *Traité entomologique et pathologique de la gale de l'homme;*

frictions générales ; la pratique du docteur Bazin, et plus tard celle du docteur Hardy, ont démontré péremptoirement, sur une grande échelle, la supériorité de cette méthode de traitement. Elle repose sur les données d'une observation minutieuse et positive : la gale se communique par le transport du sarcopte ; la présence de cet insecte et les sillons qu'il trace, sont les éléments du diagnostic ; les efflorescences observées chez les galeux proviennent, d'une part, du travail des acarus pour creuser leurs sillons dans l'épiderme ; d'autre part, de la pression et du frottement. Les ulcérations sont causées par les malades qui se grattent. Détruire l'acarus et ses œufs, c'est guérir la gale. Les récidives surviennent, si leur destruction n'a pas été complète, ou par suite d'une nouvelle transmission des insectes, ou de leurs germes. L'altération du liquide de l'économie par le principe de la gale, la dyscrasie psorique, est une hypothèse comme les métastases de cette maladie. Celle-ci n'épargne aucune constitution ; mais sa durée prolongée exerce une influence nuisible sur l'économie, un appareil aussi important que celui de la peau ne pouvant être longtemps troublé dans ses fonctions sans qu'elle en souffre. En éclairant par ses investigations le mécanisme de la génération des acares, et leurs habitudes, M. Bourguignon a rendu service à la pratique ; car, comme il le dit lui-même (*op. c.*, p. 105), c'est en se multipliant que l'acarus donne à la gale toute sa gravité, et c'est en arrêtant la reproduction de l'acarus, que l'on guérit la maladie : tant qu'il subsiste sur le corps des galeux un sarcopte ou quelques-uns de ses œufs susceptibles d'éclore, la maladie se reproduira après avoir momentanément disparu des régions les plus infectées sur lesquelles on a concentré le traitement. Les parasites étant disséminés sur toute la surface du corps, et la face étant,

mémoire couronné par l'Académie des sciences. — Paris, Imprimerie nationale, 1852.

chez l'adulte, la seule partie qu'ils épargnent, la friction générale devient la condition absolue de l'efficacité du traitement, et l'indication première est de porter sur tous les points de la surface cutanée, le visage excepté, l'un des médicaments dont l'expérience a démontré les propriétés insecticides.

Les mêmes données ont permis d'assigner à la friction générale des conditions régulières de force et de durée. L'acarus transmis par un galeux à celui qui ne l'est pas, ne tarde pas à s'abriter sous l'épiderme ; en le soulevant, l'insecte femelle creuse des galeries pour y déposer ses œufs ; des vésicules, des pustules se développent quelquefois dans les couches du derme sur lesquelles reposent les sillons ; ceux-ci sont alors soulevés et compris entre deux membranes, l'une superficielle et appartenant à l'épiderme, l'autre profonde, formant le plancher du sillon, et contenant de la sérosité ou du pus. L'acarus qui habite les sillons enflammés se trouve au sommet ou sur le plan incliné de la vésicule ou de la pustule sous-jacente : de là l'indication de pratiquer la friction avec assez de rudesse pour déchirer les sillons, les vésicules, les pustules, et faire pénétrer jusqu'aux acarus et à leurs œufs le médicament qui les tue.

En appliquant le microscope mobile à l'examen des sarcoptes et de leurs œufs après chaque friction, on a pu vérifier les modifications qu'ils en avaient éprouvées, et l'on a été conduit, par la connaissance de leurs divers degrés d'altération et de destruction progressive, à rapprocher les frictions, à en prolonger la durée, à en augmenter la force. Bientôt, on put s'assurer qu'une seule friction générale d'un quart d'heure suffisait pour tuer les acarus et pour prévenir l'éclosion de leurs œufs : de là le traitement expéditif du docteur Bazin, qui, pendant un an, à l'hôpital Saint-Louis, s'est borné à prescrire deux frictions pratiquées à six heures d'intervalle, précédées d'un bain savonneux, suivies d'un bain simple,

et qui, sur plus de 800 galeux traités de cette manière, n'a pas vu un seul cas de récidive ; de là le traitement presque instantané du docteur Hardy, qui,
après avoir confirmé par son expérience les résultats
de la méthode de son prédécesseur, s'est appliqué à
la perfectionner, et guérit aujourd'hui la gale en deux
heures, par deux frictions d'une demi-heure, l'une au
savon noir, l'autre à la pommade d'Helmerich. La guérison définitive ne pouvait s'obtenir à l'aide des frictions partielles que dans les cas peu nombreux où
les acarus n'infectaient que les extrémités, ou chez
les malades qui, contrairement aux prescriptions du
médecin, se frictionnaient instinctivement sur toutes
les parties du corps. Quant aux bains sulfureux, il
en faut un certain nombre pour tuer les acarus. Précédemment, les galeux traités à l'hôpital Saint-Louis
y séjournaient, en moyenne, douze à treize jours, et,
comme ils ne prenaient un bain sulfureux que tous
les deux jours, ils sortaient de l'hôpital après avoir
pris six bains seulement; or, **M.** Bazin a trouvé les
acarus encore vivants après cinq et six bains sulfureux : il n'y avait donc certitude de guérison que
chez ceux qui prolongeaient leur séjour à l'hôpital
au-delà de douze jours, et continuaient à faire usage
des bains sulfureux.

Le diagnostic de la gale a profité largement des recherches modernes, et particulièrement de celles de
M. Bourguignon ; il est possible aujourd'hui de distinguer une période d'incubation dont la durée dépend surtout du nombre et de la fécondation des
insectes transmis; il s'agit alors de constater leur existence au moyen d'explorations microscopiques qui
doivent porter surtout sur les papilles saillantes, les
surfaces épidermiques, et toutes les aspérités qui peuvent trahir leur gîte : un commencement de sillon,
difficile à reconnaître et très-analogue à une égratignure, devient un renseignement précieux. Mais c'est
dans la période d'état que le médecin est habituellement consulté, et, avant les découvertes récentes,

le diagnostic offrait, même à cette époque, plus d'incertitude que ne semble comporter une affection externe. On s'attachait exclusivement aux signes fournis par les éruptions, et, parmi ces éruptions, les vésicules, les papules vésiculeuses étaient considérées comme des caractères essentiels. On sait aujourd'hui que le sillon constitue seul un indice infaillible de la gale. Il peut manquer lui-même dans des cas rares, car il n'est produit que par l'insecte femelle fécondée; mais, quand il existe, il dénote à coup sûr la réalité de la maladie. Les gales les plus simples sont celles où n'apparaissent, pour toute lésion, qu'un nombre plus ou moins considérable de sillons, sans aucune éruption. On a vu des galeux qui avaient les mains noires de sillons, sans papules ni vésicules. Toutefois, les galeux présentent le plus souvent, outre les sillons, une éruption de papules, de papules vésiculeuses, de vésicules disséminées, à sommet perlé, et, quand la maladie se prolonge, des vésicules pustuleuses. Mais il n'est plus permis d'accorder aujourd'hui à ces éruptions une importance pathognomonique; c'est aux sillons seuls qu'appartient cette valeur. Les manifestations cutanées qui accompagnent la gale sont en rapport avec ses conditions d'intensité et d'invétération, avec les dispositions individuelles des malades, et l'état de leur constitution; elles se mêlent, se compliquent, et peuvent masquer jusqu'à un certain point la cause réelle qui les a fait naître et qui les entretient, c'est-à-dire la présence des acarus. Certains états morbides, qui, sous la dénomination de dartres rebelles, flottent indécis sur les limites des classifications dermatologiques, procèdent de cette origine, et l'expérience a déjà démontré que le traitement rationnel de la gale peut devenir alors une ressource inespérée de guérison. Quand les galeux cumulent, si l'on peut ainsi dire, les résultats de l'irritation produite par plusieurs générations d'acarus, quand, par insouciance ou par toute autre cause, ils ont porté longtemps la maladie, ils se présentent avec des sil-

lons enflammés, avec des papules volumineuses, avec
des pustules ; si leur constitution est délabrée, de
véritables pustules d'impétigo peuvent se montrer
sur le dos de leurs mains, sur les poignets, et s'éten-
dre aux plis des bras, aux aisselles, aux cuisses, etc.
Chez d'autres, on observe des pustules d'ecthyma, ou
des furoncles douloureux et profonds. En considérant non-seulement les effets immédiats qui résul-
tent de la présence de l'acarus sous l'épiderme, mais
encore le trouble qu'il détermine dans les actes de
l'innervation et dans les sécrétions de la peau, on
comprend qu'avec le concours des prédispositions
de tempérament et d'affections antécédentes, la gale
donne naissance à des éruptions variées qui se rap-
prochent plus ou moins du prurigo, du lichen, de
l'eczèma simple ou impétiginode, de l'impétigo et de
l'ecthyma ; elle éveille, elle fait éclater la diathèse
dartreuse chez ceux qui en sont atteints avant de
contracter l'acarus, et, cette diathèse une fois mani-
festée, la gale entretient et aggrave les accidents qui
en dépendent. De là les affections cutanées à caractères mixtes comme leur origine, qui, stationnaires
dans les hôpitaux, exerçaient inutilement les efforts
d'une thérapeutique incertaine : mieux comprises
dans leur étiologie et dans leur développement, elles
seront simplifiées d'abord par le traitement antipsorique, et tendront à disparaître, à mesure que
l'on poursuivra avec plus d'attention le fléau de la
gale.

En étudiant avec plus de soin les manifestations
cutanées de la gale, on est arrivé à séparer celles qui
caractérisent l'évolution naturelle de cette maladie,
des éruptions qui sont provoquées par les frictions
inutilement multipliées. Rien n'est mieux démontré
aujourd'hui que les inconvénients des frictions con-
tinuées au-delà du temps nécessaire pour la destruction des sarcoptes et de leurs œufs : superflues pour la
guérison, elles irritent la peau, tant par leur effet
mécanique que par la nature des topiques employés :

elles font naître des éruptions que l'on continue de considérer comme psoriques ; erreur fâcheuse, car elle motive un renfort de traitement, une nouvelle série de lotions, de frictions ou de bains irritants, propres seulement à éterniser le mal que l'on veut guérir. Le mauvais effet des frictions trop répétées n'avait pas échappé à nos devanciers, et M. Burdin s'appliquait (p. 11, mém. cité) à distinguer les boutons qui, dit-il, sont le produit du frottement de la pommade sur la peau. Mais comme ils se méprenaient sur le mode d'action des frictions, et qu'ils n'en avaient pas suivi l'effet progressif sur la cause réelle de la gale, ils n'ont pu formuler aucun précepte positif quant au nombre des frictions à faire ; loin de les limiter, ils étaient entraînés, par l'importance qu'ils attachaient aux lésions éruptives de la peau, à les prescrire outre mesure, et à faire faire aux malades, suivant l'expression d'Helmerich, un second et un troisième traitement, c'est-à-dire une ou deux nouvelles séries de frictions. Aujourd'hui, la règle absolue est d'y renoncer dès que les acarus et leurs œufs sont détruits, et l'on a vu qu'à l'aide d'une ou de deux frictions générales et prolongées, cette indication est remplie. Ce n'est pas que la nouvelle méthode de traitement mette entièrement à l'abri des éruptions secondaires ; mais elles sont si légères, et si promptes à guérir spontanément, qu'elles ne sauraient motiver la prolongation du traitement : la plus fréquente, l'eczèma, s'observait plus souvent après l'emploi de l'ancienne méthode. Quant à l'ecthyma et aux furoncles, le premier préexiste au traitement et s'améliore par la friction (Hardy) ; les autres se développent chez les galeux qui n'ont été soumis à aucun traitement.

La contagion psorique a été définie dans sa source et dans ses limites ; elle cesse par la destruction des sarcoptes et de leurs germes ; elle ne réside ni dans les vésicules ni dans les pustules de la gale ; l'inoculation de leur liquide ne produit point la gale ; mais

celle des acarus broyés et encore imprégnés des fluides
qui circulent dans leurs tissus, a fait naître, au bout
de deux jours, une pustule de la grosseur d'une pustule variolique, et autour d'elle, dans une sphère de
trois ou quatre centimètres, une éruption de papules
rouges à leur base, et donnant lieu à une assez forte
démangeaison. Ce n'est point là une évolution de gale
véritable, comme celle qui résulte de la transmission
d'un seul acarus vivant; mais ces expériences, que
M. Bourguignon a tentées sur lui-même, suffisent à
démontrer que l'acarus seul est capable de produire
la série entière des accidents qui caractérisent la
gale, et qu'il est exclusivement le véhicule de la contagion. D'où il suit que les éruptions qui subsistent
après sa destruction, ne se transmettent point, et que
les hommes qui en sont atteints peuvent être impu-
nément replacés dans la vie ordinaire. Il n'est pas
jusqu'au symptôme le plus incommode de la maladie,
qui ne soit ramené aujourd'hui à sa juste valeur : les
démangeaisons qui persistent seules après la mort
des acarus n'autorisent pas le doute sur la réalité de
la guérison, pas plus qu'elles ne constituent, avant
le traitement, la preuve du développement de la
psore.

La doctrine expérimentale qui a suggéré le traitement rationnel et expéditif de la gale, écarte les ap-
préhensions qui se rattachaient à l'idée de rétroces-
sion, de répercussion du vice psorique. L'expression
de gale rentrée se comprend à peine quand le traitement consiste à extraire de dessous l'épiderme, à
faire périr l'insecte qui la produit. Les préoccupa-
tions que l'ancien humorisme a léguées à la médecine ont trouvé, jusqu'en ces derniers temps, de
savants interprètes (1), qui ont émis le conseil d'une
prudente lenteur dans le traitement de certaines

---

(1) M. Gibert, *Journal des connaissances médico-chirurg.*; juillet
1845, p. 5. — M. Devergie, *Union médicale*, t. vi, 1852, p. 120.

gales ; ils avaient en vue principalement les gales de
longue durée et compliquées d'autres éruptions : ces
cas sont rares dans l'armée, où les galeux sont immédiatement séquestrés et soignés. Mais le danger que
l'on a déduit d'une théorie surannée est purement
hypothétique : les faits démontrent que la gale n'est
pas une maladie du sang ; qu'en tuant l'acarus qui
la produit, on ne détermine aucune répercussion
à l'intérieur ; que, l'acarus mort, le reste guérit tout
seul. Dans l'espace d'un an, M. Bazin n'a pas vu un
seul individu malade par suite du traitement antipsorique qu'il a institué ; M. Hardy (1) a vérifié, à son
tour, l'innocuité de la méthode, qu'il a réduite à une
durée de deux heures. On verra plus loin qu'un grand
nombre de gales invétérées ont été guéries à l'hôpital
du Gros-Caillou par des moyens analogues, sans aucune suite fâcheuse.

Tant que les galeux se bornaient à se frictionner
les extrémités inférieures et supérieures, l'imperfec-
tion des guérisons, la fréquence des récidives, la
durée des traitements devaient suggérer des doutes
sur la valeur des remèdes employés ; c'est ce qui explique la stérile abondance des formules et des médicaments préconisés. On demandait au médicament
seul une puissance d'action qu'on ne pouvait obtenir
que par une appréciation plus rationnelle des données
pathologiques. Feu M. Biett n'a pas essayé moins de
quarante et un remèdes sur des séries de vingt malades à la fois, et souvent sur un nombre plus considérable ; quant au mode, au nombre, à la durée,
aux intervalles, à l'étendue des applications topiques,
il ne s'y arrête pas ; aussi les médications qu'il a expé-
rimentées ont-elles donné des résultats presque sem-
blables, malgré la diversité des ingrédients. L'adop-
tion de la nouvelle méthode a diminué l'importance
que l'on attachait à la composition chimique de la ma-

---

(1) *Union médicale,* l. c.

tière employée en frictions : il suffit, en effet, qu'elle contienne un principe propre à tuer les acarus et leurs œufs, qu'elle soit susceptible d'être étendue rapidement sur la surface du corps et d'imprégner les sillons, et qu'elle contienne un ingrédient qui lui donne une consistance un peu rugueuse pour faciliter le déchirement de l'épiderme. Au point de vue économique, on doit désirer qu'elle soit peu coûteuse, et que le linge et les fournitures qui en sont imprégnées se blanchissent et se dégraissent facilement. La pommade d'Helmerich, c'est-à-dire celle qui est indiquée au premier paragraphe de la page 152 du Formulaire des hôpitaux militaires, remplit toutes ces conditions : elle est d'un prix minime, elle n'a pas d'odeur, elle ne tache pas le linge comme les huiles de cade, de goudron, etc.; elle offre au toucher une certaine rudesse, et, quand elle est bien préparée, on a fort peu à redouter l'irritation qui peut résulter des frictions sur la peau. C'est cette préparation que préfèrent les médecins de l'hôpital Saint-Louis, et qui a servi aux expériences instituées à l'hôpital du Gros-Caillou. La quantité de pommade nécessaire pour une ou deux frictions générales est, d'ailleurs, moindre que celle qui se dépensait en douze ou quinze frictions partielles.

IV. — Résultats.

La doctrine expérimentale de la gale, et la méthode thérapeutique qui en est la conséquence, ont procuré à l'administration des hospices civils de Paris les avantages suivants :

1° Par l'ancien traitement, on comptait une récidive sur 4 ou 5 malades traités. Depuis le mois de juin 1850 jusqu'au mois de mars 1851, M. Bazin a traité, par sa méthode, 1022 galeux des deux sexes; il n'y a pas eu une seule récidive parmi ceux qui sont restés jusqu'à six semaines et deux mois à l'hôpital, et l'on en a compté à peine 4 ou 5 parmi ceux qui en sont sortis immédiatement; encore est-il à présumer que ces récidives étaient l'effet d'une nouvelle contagion.

Depuis mars 1851 jusqu'à mars 1852, M. Hardy, qui a succédé à M. Bazin dans le service des galeux à l'hôpital Saint-Louis, n'a vu revenir que un malade sur soixante-dix, par récidive ou non-guérison.

2° La durée moyenne du séjour des galeux à l'hôpital Saint-Louis était à peu près de treize jours; M. Bazin l'a réduite à 18-20 heures; M. Hardy à 2 heures, et l'administration prend en ce moment les mesures nécessaires pour supprimer le service hospitalier des galeux, et le remplacer par un traitement instantané, qui sera ordonné par le médecin de la consultation; les galeux ne seront plus nourris ni logés à l'hôpital; 75 lits, qui leur étaient assignés, vont ainsi devenir disponibles pour d'autres malades.

Les expériences que vous avez bien voulu autoriser à l'hôpital militaire du Gros-Caillou sont venues confirmer la pratique de l'hôpital Saint-Louis. Voici comment il y a été procédé : Les galeux entrants ont été placés d'abord dans un local du rez-de-chaussée; le lendemain de leur admission, à neuf heures du matin, on leur a fait prendre un bain savonneux (70 gr. de savon) de trois quarts d'heure; à midi, première friction avec la pommade d'Helmerich (60 grammes), faite d'abord par les galeux eux-mêmes sur toutes les parties accessibles à leurs mains, continuée et complétée par un infirmier spécialement affecté à ce service : cette friction était faite sur toute la surface du corps, avec assez de force pour briser toutes les vésicules et faire pénétrer le spécifique dans tous les sillons. Cinq heures après, deuxième friction pratiquée dans les mêmes règles, avec le même soin et une égale dose de pommade. Les malades passaient la nuit suivante dans la salle où ils avaient subi leurs deux frictions, et, le lendemain matin, on les évacuait dans une salle située au premier étage, pour les soustraire à la contagion des galeux entrants. Ils sont restés quatorze jours, en moyenne, à l'hôpital pour y être observés. Les frictions ont été surveillées, au début, par MM. les chirurgiens-majors Goffres et Bonnafont ; elles l'ont été ensuite par les chirurgiens de garde et par l'infirmier-major attaché au service des galeux.

Du 15 septembre au 15 décembre 1851, on a traité à l'hôpital militaire du Gros-Caillou 125 galeux, dont 61 atteints de gale légère, et 64 de gale étendue et invétérée. Parmi ces derniers, 4 présentaient des points ulcérés aux poignets et aux aisselles. 122 ont été guéris par les deux frictions avec la pommade d'Helmerich ; 3 ont subi une troisième friction partielle et légèrement faite sur des parties où l'éruption psorique présentait un aspect très-irrité et même ulcéré. Les frictions ont été constamment précédées de bains savonneux, et 26 malades ont pris, avant leur sortie, un bain d'eau de son, indiqué ou par la complication d'un eczèma (8 cas), ou par la persistance des démangeaisons. Ce dernier symptôme a cessé complètement après les deux frictions chez 42 galeux, dont 24 atteints de gale étendue et invétérée ; 65, dont 36 atteints de gale légère et 29 de gale étendue et invétérée, ont continué d'éprouver, après le traitement, des démangeaisons qui ont duré de deux à quatre jours. Chez 18, dont 7 gales légères et 11 étendues et invétérées, les démangeaisons se sont prolongées de cinq à seize jours. C'est aussi dans cette dernière catégorie qu'on a observé huit fois des éruptions eczèmateuses, et trois fois des furoncles. Mais il est à remarquer que les hommes qui ont offert des eczèmas, et qui ont éprouvé le plus longtemps des démangeaisons, comptent parmi les 15 premiers galeux traités à l'hôpital du Gros-Caillou, à une époque où l'infirmier de ce service, encore inexpérimenté, frictionnait trop fort les uns, et les autres trop faiblement. D'où il résulte, comme MM. Goffrès et Bonnafont le remarquent eux-mêmes, que, sur 125 galeux traités, 110 auraient pu quitter l'hôpital le lendemain de leur entrée, parfaitement guéris et incapables de communiquer la gale. Les rapports fournis par différents corps (1) portent sur 62 galeux sortis de l'hôpital du Gros-Caillou, et constatent qu'ils n'ont pas offert de rechute ni propagé la contagion psorique ; un certain nombre de ces hommes ont été observés par les officiers de santé de leurs corps pendant plusieurs mois après leur sortie de l'hôpital. Les mêmes rapports contiennent des renseignements sur 7 hommes qui présentaient encore, à leur sortie, quelques traces de lésions cutanées, telles que papules, élevures du derme avec rougeur, prurigo, boutons aux coudes, aux aisselles, etc., érythème des membres supérieurs : tous ces symptômes n'ont pas tardé à se dissiper, soit spontanément, soit à l'aide de quelques soins donnés aux infirmeries.

Le procédé qui a été expérimenté à l'hôpital du Gros-Caillou est celui de MM. Bazin et Bourguignon ; c'est le traitement qui a été suivi à l'hôpital Saint-Louis, de mars 1850 à mars 1851 ; non que l'on puisse contester les succès que le docteur Hardy obtient aujourd'hui, dans le même établissement, au moyen d'une seule friction générale avec la pommade d'Helmerich, et qui ont motivé la réforme administrative du service des galeux de Paris ; mais il convient de procéder avec une prudente mesure à l'égard des militaires galeux qui vivent dans des conditions très-différentes, sans s'astreindre à la marche qui a été suivie à l'hôpital du Gros-Caillou, et qui était commandée par les règles d'une expérimentation officielle : elle peut être abrégée, et, dans certains cas, simplifiée sans inconvénient. Il sera possible de traiter les malades immédiatement après leur entrée, et de réduire leur séjour, comme M. Bazin l'a fait, à une durée de dix-huit à vingt heures. Une seule friction

---

(1) 3ᵉ, 14ᵉ, 37ᵉ, 56ᵉ, 58ᵉ, 72ᵉ de ligne, 6 bataillons de chasseurs à pied, gendarmerie mobile, sapeurs-pompiers, train des équipages militaires, et 1ʳᵉ compagnie du bataillon d'ouvriers d'administration.

générale avec la pommade d'Helmerich, précédée d'un bain savonneux, suffira pour la guérison des gales légères et récentes; on ne se préoccupera pas de quelques démangeaisons persistantes après les frictions, et qui, d'après les calculs de MM. Goffres et Bonnafont eux-mêmes, ne se prolongent pas, en moyenne, au-delà de quatre à cinq jours. Enfin l'expérience a prouvé qu'après les frictions générales convenablement pratiquées, il devient inutile de retenir les hommes pour les observer, et que les reliquats d'éruption qu'ils présentent encore ne sont plus contagieux. A l'économie des journées de traitement s'ajoute celle de la dépense en médicaments : la pommade d'Helmerich est la moins dispendieuse des préparations antipsoriques, et la consommation n'est que de cent vingt grammes pour les deux frictions.

Quelques documents recueillis par le Conseil de santé permettent d'apprécier les résultats économiques de la réforme qui va s'opérer dans le traitement des galeux militaires. Un état statistique fourni par l'hôpital militaire du Gros-Caillou, et comprenant les galeux qui y ont été soignés par l'ancienne méthode, du 1er janvier au 31 juillet 1851, donne en moyenne quatorze jours pour la durée de leur traitement. Treize rapports régimentaires pour le deuxième trimestre 1851, pris au hasard, contiennent les données suivantes :

Galeux traités dans les hôpitaux.

Corps.	Nombre des galeux traités.	Journées de traitement.	Moyennes.
6e de ligne.......	3 sortis...............	101......	33 jours 3/11
17e —	15 dont 2 sortis	227.......	15 — 2/15
36e —	11 — 10 —	140.......	12 — 8/11
53e —	9 — 8 —	187.......	20 — 7/9
60e —	34 — 30 —	410.......	12 — 2/34
11e dragons.	2 sortis.............	33.......	16 — 1/2
1er du génie.......	3 dont 2 sortis......	118.......	38 — 3/4
1er escadron du train d'artillerie........	2 en traitement.....	22......	11 —
4e —	1 sorti..............	21.......	21 —

Galeux traités aux infirmeries.

40ᵉ de ligne.......	9 sortis.............	141......	15 jours 6/9
55ᵉ —	5 —	91......	18 —
66ᵉ —	14 dont 11 sortis.....	222......	15 — 6/7
67ᵉ —	17 sortis.............	224......	13 — 3/17

Ainsi, dans trois corps seulement, la durée moyenne du traitement est inférieure à quinze jours; pour quatre corps, elle dépasse vingt jours ; deux fois elle s'élève au-dessus de trente jours, et pour tous les galeux de ces treize corps traités aux infirmeries et aux hôpitaux, elle dépasse quinze jours.

Les rapports de l'inspection médicale du cinquième arrondissement, pour 1851, mentionnent les moyennes qui suivent :

     32ᵉ régiment de ligne 15
     36ᵉ   id.   15
     50ᵉ   id.   15
     21ᵉ léger. 12
     Batterie d'artillerie à Constantine. 14

Ce qui donne une moyenne générale de quatorze jours un cinquième. On ne se trompe pas en évaluant la moyenne générale des journées de traitement des galeux dans l'armée à quatorze ou quinze jours; elle était de douze à treize jours à l'hôpital Saint-Louis de Paris avant la réforme introduite par M. Bazin.

Pour l'armée, l'avantage ne se bornera pas à une économie de journées d'hôpital ; dans beaucoup de garnisons dépourvues d'hôpitaux militaires, les administrations civiles ont refusé d'établir dans leurs hôpitaux un traitement de la gale, et, en l'absence d'infirmeries suffisantes ou convenablement installées, les militaires galeux sont évacués sur d'autres établissements, à des distances plus ou moins considérables, au détriment du service et du Trésor. Ailleurs, des officiers de santé, qui n'attribuaient qu'aux bains sulfureux une efficacité complète, se dispensaient de traiter aux infirmeries les cas de gale très-prononcés ou quelque peu invétérés; presque tous ont dirigé jusqu'à ce jour sur les hôpitaux les gales accompagnées d'éruptions eczèmateuses et autres, complications dont on connaît mieux aujourd'hui la valeur, l'origine, et qui cèdent, pour la plupart, après l'emploi du traitement antipsorique, à des moyens simples qui se trouvent dans les infirmeries.

V. — Conclusion.

Les mesures que le Conseil de santé soumet à votre approbation auront pour conséquence : 1° d'abréger notablement la durée d'un maladie contagieuse et rebutante, et d'en ramener le traitement à des conditions si simples, si faciles, si expéditives, qu'il dispensera les galeux de l'envoi aux hôpitaux ; 2° de faire cesser les évacuations dispendieuses des galeux sur d'autres localités, en assurant leur prompte guérison sur place et partout où il sera possible d'affecter à leur traitement une chambrée et une baignoire ; 3° de restituer au service actif et à la discipline intérieure de leurs compagnies, dans un délai de dix-huit à vingt heures, des hommes qui en restaient éloignés quatorze à quinze jours, et plus ; 4° de prévenir désormais et d'étouffer à leur origine les affections connues sous le nom de gales compliquées, rebelles, invétérées, etc.

A cet effet, le Conseil de santé a rédigé une instruction qui fait suite à ce rapport, et qu'il vous prie de vouloir bien approuver : notifiée par le journal militaire officiel, elle tracera aux officiers de santé des corps de troupes les règles qu'ils devront appliquer au traitement des galeux. Mais l'installation et le succès de cette méthode exigent aussi le concours des chefs de corps, qui devront accorder pour le service des galeux un homme intelligent et de bonne volonté, qui sera chargé de pratiquer les frictions sous la surveillance immédiate des médecins.

Il faut aussi que les infirmeries non encore pourvues de baignoires, malgré les prescriptions de la circulaire ministérielle du 28 janvier 1839, en reçoivent une au moins sans délai, le bain savonneux étant une préparation indispensable aux frictions médicamenteuses, et souvent le bain simple émollient devenant nécessaire pour le complément de la cure. Quand les régiments sont fractionnés entre plusieurs localités, il est désirable, pour éviter les chances de propagation psorique, que les galeux soient traités dans leurs garnisons respectives, même s'il n'y existe point d'infirmerie. Telle est la simplicité du traitement, qu'il suffira d'y affecter une chambrée où l'on puisse isoler les malades, et de la garnir d'une baignoire ; l'eau nécessaire au bain pourra être chauffée à la cuisine. Les cas de gale compliquée de dartres seront seuls envoyés à l'hôpital, et, en cas que l'hôpital du lieu ne les admette point, à l'infirmerie centrale du régiment, dirigée par le médecin-major.

Nous sommes avec respect, etc.

Signé : BÉGIN, *président ;* VAILLANT,
BAUDENS, THIRIAUX, MICHEL
LÉVY, *rapporteur.*

INSTRUCTION

POUR LE TRAITEMENT DES GALEUX

DANS LES CORPS DE TROUPES.

Le Ministre de la guerre, sur l'avis du Conseil de santé, a décidé que le traitement des galeux sera exécuté dans les corps de troupes d'après les indications qui suivent :

I. *Local et mobilier.* — Aucun cas de gale simple, invétérée ou compliquée, ne devant plus être traité dans les hôpitaux, à moins de lésions concomitantes, qui, par elles seules, motivent réglementairement l'envoi à l'hôpital, il importe que les prescriptions de la circulaire ministérielle du 28 janvier 1839 reçoivent leur entière exécution, en ce qui concerne le local destiné aux galeux, et la salle de bains dans les infirmeries régimentaires. Des mesures seront prises pour qu'une baignoire, au moins, soit mise à la disposition de toutes les infirmeries de régiment et de bataillon, pour l'usage exclusif des galeux. Pour les bataillons détachés qui n'ont point d'infirmerie, comme pour toutes les fractions de troupes composées au moins de deux compagnies, et qui ont un service de santé dirigé par un médecin militaire ou civil, même défense d'envoyer leurs galeux à l'hôpital : ceux-ci seront traités au corps, dans un local qui leur sera assigné, et qui sera pourvu d'une baignoire. Les détachements de moindre importance qui compteront des galeux, sont seuls autorisés à les faire traiter dans l'hôpital du lieu, et, s'il n'y existe point des moyens de traitement pour cette maladie, ils les dirigeront sur l'infirmerie du régiment.

II. *Méthode de traitement.* — Elle consiste, uniformément pour tous les cas de gale, dans l'emploi successif d'un bain savonneux de trois quarts d'heure, et de deux frictions *générales*, pratiquées chacune pendant vingt minutes, séparées par un intervalle de cinq à six heures. La première friction sera faite immédiatement au sortir du bain savonneux. Après la deuxième friction, les malades se laveront à l'eau tiède, ou, si les ressources de l'infirmerie le permettent, ils prendront un bain tiède. Le traitement est alors terminé; sept à huit heures suffisent. Mais dans les circonstances ordinaires, et pour la facilité du service, les galeux coucheront une nuit à l'infirmerie; le traitement durera donc dix-huit à vingt-quatre heures, excepté dans les cas d'urgence, où il sera procédé comme il sera dit plus loin.

Il ne sera employé dans toutes les infirmeries ou annexes destinées aux galeux, qu'une seule espèce de pommade, celle dite d'Helmerich, dont la formule est consignée au 1er paragraphe de la page 152 du *Formulaire des hôpitaux* (axonge 8, fleurs de soufre 2, carbonate de potasse 1); la dose par friction pourra varier entre 80 et 100 grammes, suivant l'intensité de la gale. Il est accordé, par homme, 70 grammes de savon noir pour le bain préparatoire. Le savon noir est pris, comme la pommade, à l'hôpital du lieu ou de la ville la plus proche.

III. *Mode et détails d'exécution.* — A leur entrée à l'infirmerie, les galeux se dépouillent de leurs vêtements, qui doivent être passés immédiatement à la soufrure; ils prennent ensuite un bain de trois quarts d'heure, où ils se frottent vigoureusement avec 70 grammes de savon noir. Au sortir du bain, ils font la première friction avec la pommade sulfuro-alcaline; elle doit être faite pendant quinze à vingt minutes, et avec assez de force pour briser toutes les vésicules et déchirer tous les sillons, afin que le spécifique pénètre jusqu'aux acarus et leurs œufs. Le succès dépendant essentiellement de la manière dont les frictions sont faites, il importe qu'elles soient pratiquées avec le soin nécessaire, et surveillées exactement. A cet effet, un homme attaché à l'infirmerie sera exercé et dirigé par le médecin ; cet homme montrera aux galeux la manière de se frictionner, et il les frictionnera lui-même sur les parties inaccessibles à leurs mains.

Les frictions porteront avec une rudesse proportionnelle sur tous les points du corps où se rencontrent des acarus, et qui, dans l'ordre de fréquence de ce siège, sont :

1° Les mains, l'éminence hypothénar, la paume des mains et les intervalles des doigts : on frictionnera séparément le bord interne et le bord externe, la paume et le dos des mains, et chaque doigt individuellement ;

2° Le pénis, le gland et le prépuce : cette friction locale doit être faite soigneusement, de manière à atteindre tous les points de la surface de ces organes, surtout du prépuce ;

3° Le ventre, les fesses, la marge de l'anus ;

4° Les aisselles ;

5° Les pieds, la plante des pieds, les intervalles des orteils, etc.

En un mot, la friction s'étendra à toute la surface de la peau, sans excepter le col, les régions auriculaire et mastoïdienne, le bas de la face, la partie inférieure de l'occiput.

Après la première friction, les malades se reposeront cinq à six heures ; ensuite aura lieu la seconde friction générale, avec les mêmes conditions de durée, de rudesse, et les mêmes précautions que la première, avec l'assistance de l'homme affecté spéciale-

ment à ce service, et qui frictionnera lui-même les
malades méthodiquement et minutieusement.

Le médecin-major ou aide-major sera présent aux
deux frictions : la première, précédée du bain savonneux, pouvant coïncider avec la visite qu'il fait le
matin à l'infirmerie ; et la seconde, avec la visite qu'il
y fera le soir, expressément pour assurer la régula-
rité du traitement antipsorique.

Les frictions, assez rudes pour insinuer le spécifique dans les sillons, ne doivent pas être portées
jusqu'à l'arrachement des vésicules, et jusqu'à l'irritation excessive des points dénudés de la peau ; mais
on n'oubliera pas non plus que, faibles et légères,
elles épargnent dans leurs sillons un certain nombre
d'acarus, ou ne privent pas leurs œufs de la faculté
d'éclore. Chez les galeux qui présentent des points
ulcérés, il suffira de faire sur les parties dénudées
une onction sulfuro-alcaline, et, chez eux, la seconde
friction doit être faite avec plus de ménagement,
parce qu'elle est surtout suivie de douleurs et de
cuisson.

IV. *Cas à traiter.* — Le médecin appliquera sans
hésitation le traitement précité aux gales partielles et
étendues, récentes et invétérées, et il écartera toute
appréhension relativement à la prompte suppression
de la maladie, quelle que soit l'intensité de l'éruption. Quant aux complications, il distinguera :

1º Celles qui sont postérieures à l'apparition de
la gale, telles que les furoncles qu'on observe chez
les galeux non traités ou traités d'une manière quel-
conque, l'érythème partiel, les ulcérations produites
par l'action des ongles, eczèma irrégulier et dissé-
miné, que l'on peut appeler psorique ou traumati-
que, parce qu'il est dû à la même cause, etc. Ces
éruptions ne contre-indiquent pas le traitement.

2º Celles qui sont le produit d'un traitement irra-
tionnel, de frictions trop multipliées et mal dirigées,
etc. : l'indication est toujours de guérir la gale, à la-

quelle se sont ajoutés ces symptômes provoqués.

3° Les éruptions dartreuses survenues sous l'influence de la gale, en vertu de prédispositions individuelles.

Guérir la gale, c'est alors simplifier l'état morbide et supprimer la cause qui augmente ou entretient les manifestations de la diathèse herpigineuse. Il est donc peu de gales qui ne doivent être traitées complètement aux infirmeries, et il n'en est aucune, si compliquée qu'elle paraisse, qui ne soit susceptible d'y guérir, en tant que maladie liée à l'existence d'une cause spécifique que détruit à coup sûr la friction générale, et sauf à combattre ensuite l'élément de la complication. Guérir la gale est toujours l'indication première, et c'est aux infirmeries qu'elle doit être exécutée. La complication d'ecthyma, assez fréquente chez les sujets lymphatiques et détériorés, commande une attention particulière; les frictions étant alors douloureuses, les malades ne les font pas d'une manière complète, et il peut être nécessaire de les soumettre à une dernière friction générale, après la guérison de l'ecthyma, qui ne se fait pas beaucoup attendre.

V. *Cas d'urgence.* — Si les circonstances exigent que les hommes atteints de gale soient rendus à leurs compagnies aussi promptement que possible, comme en cas de départ, d'embarquement, etc., le traitement pourra être réduit aux pratiques suivantes : 1° friction d'une demi-heure avec du savon noir sur tout le corps, pour enlever la malpropreté et rompre les sillons; 2° immédiatement après, bain simple d'une heure de durée; 3° au sortir du bain, friction générale pendant une demi-heure avec la pommade d'Helmerich. On veillera à ce que les frictions avec le savon noir et la pommade soient faites avec tous les soins et la ponctualité recommandés plus haut, et c'est à cette condition que les hommes ainsi traités, pourront reprendre immédiatement leur service.

VI. *Suites du traitement.* — Sous ce rapport, les malades forment plusieurs catégories :

1° Chez les uns, et c'est le plus grand nombre, la guérison est immédiate et radicale; ce résultat s'obtient non-seulement dans les gales légères, simples, récentes, mais encore dans beaucoup de gales anciennes et compliquées.

2° Un certain nombre de malades conservent des démangeaisons après la destruction des acarus et de leurs œufs : légères et fugaces, il n'en faut pas tenir compte; intenses et persistantes, elles cèdent à des bains de son; dans aucun cas, elles ne doivent plus faire craindre la transmissibilité de la gale, et, s'il y a urgence, on peut renvoyer à leur service les hommes qui les ressentent, puisqu'elles disparaissent au bout de quelques jours.

3° Chez quelques-uns, des papules, des vésicules, des traces de prurigo, d'eczéma, etc , persistent ou surviennent après les frictions. On rappelle ici que les accidents secondaires ne sont pas contagieux , qu'ils sont éphémères et se dissipent le plus souvent d'eux-mêmes; dans tous les cas, des lotions émollientes, sédatives, des onctions adoucissantes, ou légèrement astringentes, suffiront pour les guérir dans les chambrées, ou, s'il y a lieu, à l'infirmerie.

VII. *Compte à rendre : 1° Par les médecins des corps.* — Dans les rapports trimestriels qu'ils sont tenus d'adresser au Conseil de santé, **MM.** les médecins des corps de troupes consigneront avec détail tout ce qui concerne le traitement nouveau des galeux ; ils feront connaître les mesures prises dans leurs corps respectifs pour l'installation de ce traitement, les moyens d'exécution et de surveillance adoptés, le nombre de galeux traités, les particularités qu'ils ont présentés avant et après le traitement, tels que les caractères, l'intensité, la durée de la maladie, ses complications, les éruptions secondaires et suites quelconques, etc.

2° *Par le Conseil de santé.* — **A** la fin de l'année, le Conseil de santé résumera, dans un rapport général qui sera adressé au Ministre, les données fournies par les rapports des médecins des corps, et celles qui auront été recueillies par les inspecteurs du service de santé, dans leurs tournées périodiques.

TABLE DES MATIÈRES.

Imprimé par Henri et Charles Noblet, rue Saint-Dominique, 56.